AF462230

ETUDE ANATOMO-PHYSIOLOGIQUE

SUR LES VAISSEAUX SANGUINS

DE L'INTESTIN GRÊLE

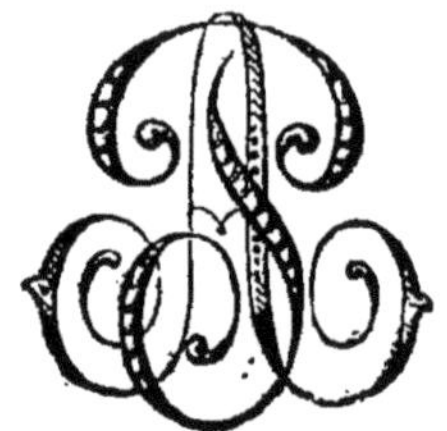

Paris. A. Parent, imprimeur de la Faculté de Médecine, rue M -le-Prince, 31.

ÉTUDE

ANATOMO-PHYSIOLOGIQUE

SUR LES VAISSEAUX SANGUINS

DE L'INTESTIN GRÊLE

PAR

P. DEFOIS,

Ex-interne des hôpitaux de Paris,
Lauréat de la Faculté de médecine (Prix Barbier, 1872),
Membre de la Société anatomique.

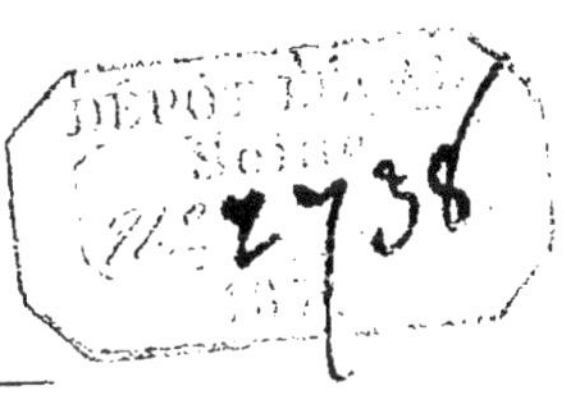

PARIS

G. MASSON, EDITEUR

LIBRAIRE DE L'ACADÉMIE DE MÉDECINE

Place de l'Ecole-de-Médecine, 17.

1874

ETUDE ANATOMO-PHYSIOLOGIQUE

SUR LES VAISSEAUX SANGUINS

DE L'INTESTIN GRÊLE

INTRODUCTION.

J'avais formé le dessein d'étudier les conditions de la circulation dans quelques anses vasculaires sanguines, au point de vue de la nutrition, de l'absorption et des sécrétions. Ce travail n'est encore qu'ébauché, et j'ai dû restreindre le sujet de ma thèse à l'étude d'un seul point, celui des *anses d'absorption dans l'intestin grêle*, me réservant d'apporter plus tard une étude d'ensemble plus approfondie.

J'ai été conduit à ces recherches par quelques aperçus généraux résultant d'un grand nombre d'injections histologiques, par la lecture de quelques expériences sur les animaux et par l'observation de quelques faits pathologiques.

L'illustre physiologiste Magendie (1) ayant injecté dans les veines d'un chien de moyenne taille un litre d'eau, et ayant ensuite introduit dans la plèvre une substance toxique dont les effets étaient connus, fut frappé « de voir les effets ne se produire que quelques minutes après l'époque où ils se montrent ordinairement. » Une deuxième expérience lui fit observer un résultat semblable, et d'autres encore vinrent confirmer les premières. « Enfin,

(1) Magendie. Journal de physiologie expérimentale, t. I, p. 6 et suiv.

dit-il, dans une expérience où j'avais introduit autant d'eau (environ deux litres) que l'animal pouvait en supporter sans cesser de vivre, les effets d'empoisonnement ne se manifestèrent plus du tout. Après avoir attendu près d'une heure des effets qui ne demandaient qu'environ deux minutes pour se produire, je fis le raisonnement suivant : Si la distension des vaisseaux est ici la cause du défaut d'absorption, la distension cessant, l'absorption doit avoir lieu. Aussitôt je fis une large saignée à la jugulaire de l'animal soumis à mon expérience, et je vis avec la plus grande satisfaction les effets se manifester à mesure que le sang s'écoulait. Je pouvais, d'ailleurs, faire l'expérience opposée, c'est-à-dire diminuer la quantité de sang et voir si l'absorption serait plus prompte ; c'est ce qui arriva exactement comme je l'avais prévu. Un animal fut saigné et privé ainsi d'une livre de sang environ. Des effets qui n'auraient dû arriver qu'à la deuxième minute se manifestèrent avant la trentième seconde. Cependant on pouvait encore soupçonner que c'était moins la distension des vaisseaux sanguins que le changement de nature du sang qui s'était opposé à l'absorption. Pour lever cette difficulté, je fis l'expérience suivante : on remplaça le sang qu'il venait de perdre par de l'eau à 40° et on introduisit dans la plèvre une quantité déterminée de noix vomique; les suites en furent aussi promptes et aussi intenses que si la nature du sang n'avait point été changée. C'était donc à la distension du vaisseau qu'il fallait attribuer le défaut ou la diminution d'absorption. »

Ailleurs (1) Magendie fit encore des expériences qui

(1) Magendie. Précis élémentaire de physiologie, 1825, t. II, p. 456.

(2) Cl. Bernard. Leçons sur les propriétés physiologiques et les altérations pathologiques des légendes de l'organisme, t. II, p. 56.

démontrent que la transsudation se produit quand la pression est augmentée dans le système circulatoire. « Quand avec une seringue on pousse avec force une injection d'eau dans une artère, alors toutes les surfaces où le vaisseau se distribue laissent sourdre le liquide injecté avec d'autant plus d'abondance que l'injection a été poussée avec plus de force. » Il dit encore : « Il est une autre manière de mettre ce curieux phénomène dans tout son jour. Injectez dans les veines d'un animal assez d'eau pour doubler et même tripler le volume naturel de son sang ; alors examinez une membrane séreuse, le péritoine, par exemple, et vous verrez s'écouler rapidement de la surface de la sérosité qui s'accumulera dans sa cavité et y produira sous vos yeux une véritable hydropisie. »

J'ai tenu à rapporter tout au long ces célèbres expériences, parce qu'elles ont ouvert la voie aux recherches sur l'absorption.

D'un autre côté, M. Cl. Bernard (2), guidé par les idées de Ludwig et de Poiseuille, recherche les effets que produit sur la sécrétion rénale la tension circulatoire, et démontre nettement par de nombreuses expériences que l'urine est plus abondante quand la tension sanguine est augmentée.

Mais ce n'est pas tout, des faits d'un autre ordre, observés en pathologie, m'ont aussi encouragé à suivre l'étude des anses vasculaires dans leurs rapports avec les fonctions des organes auxquels elles se distribuent.

A l'état de santé, dans tous les points du corps, il se fait un échange incessant entre les matériaux du sang et les tissus où les vaisseaux sont ramifiés. De cet échange incessant, parfaitement équilibré, et des transformations chimiques auxquelles il donne lieu, résulte ce grand acte qu'en physiologie on étudie sous le nom de nutrition. De l'équilibre entre la transsudation des liquides, l'exhalation des gaz et des courants en sens contraire, des tissus vers les vaisseaux, résulte l'état de santé.

Qu'un obstacle mécanique vienne sur le courant veineux gêner la circulation, on verra survenir bientôt des phénomènes pathologiques, dont la conséquence est l'épanchement au milieu du tissu des parties liquides du sang. C'est ainsi qu'on voit apparaître l'anasarque dans les affections cardiaques; l'œdème, quand une tumeur vient comprimer sur un membre un gros tronc veineux; l'ascite, quand il y a compression de la veine-porte. Lower, au XVIe siècle, produisit expérimentalement l'œdème de la face en liant sur un chien les veines jugulaires. Des expériences récentes de Ranvier et de Carville nous montrent qu'il ne faut pas être trop exclusif dans l'interprétation des phénomènes physiologiques; car, ayant lié sur des animaux les troncs veineux principaux d'un membre inférieur ils ne virent l'œdème survenir qu'après la section du nerf sciatique. Il semble ainsi démontré que les nerfs jouent un certain rôle par la tonicité qu'ils donnent aux fibres musculaires; et les œdèmes dans les membres paralysés confirment ce raisonnement.

Partant de ces notions générales, je me suis demandé si, en anatomie normale, les vaisseaux sanguins, dans les organes chargés des sécrétions et des excrétions, ne présentent pas une disposition qui leur permette de produire physiologiquement ce qu'on observe en pathologie humaine et expérimentale; en un mot, si l'exsudation, condition essentielle de ces fonctions, n'est pas intimement liée à une tension, à une activité circulatoire spéciale; et encore si, dans certains organes, par une autre disposition des vaisseaux, la tension étant diminuée, on ne se retrouve pas dans les conditions qui favorisent l'absorption, comme il résulte des expériences de Magendie.

Il ne serait pas exact de dire que les fonctions organiques dépendent exclusivement de telle ou telle disposition vasculaire; ce serait nier l'influence démontrée par Cl. Bernard de la composition chimique des glandes sur la nature des sécrétions; ce serait nier l'influence que peuvent avoir les différents épithéliums pour modifier les pouvoirs endo ou exosmotiques des membranes; ce serait nier enfin l'influence de la structure des vaisseaux et celle du système nerveux.

Mais, chaque jour les sciences précises nous font mieux connaître l'importance et la structure des divers éléments anatomiques; et plus elles progressent, plus elles nous montrent qu'il n'y a pas dans l'organisme de dérogation aux lois physiques qui régissent tous les corps.

Il est certain que, lorsque l'estomac produit le suc gastrique, les matériaux de la sécrétion sont apportés par le sang aux glandes qui tapissent la muqueuse. Il est non moins certain que, si le rein peut éliminer de l'urine, il le fait aux dépens des liquides cruoriques. Et le même raisonnement peut se reproduire à l'égard du poumon, des glandes sudoripares, salivaires, etc.

J'ai exposé les notions qui m'ont donné l'idée de ces études; mais, partant d'une idée préconçue, je veux me défendre d'avoir une idée fixe, et je me garderai d'établir une affirmation avant d'avoir fait des recherches sérieuses et des expériences précises sur le sujet qui m'occupe.

ÉTUDE DES ANSES D'ABSORPTION DANS L'INTESTIN GRÊLE.

J'ai commencé sans parti pris l'étude des anses d'absorption par celles de l'intestin; j'aurais pu choisir également le poumon, l'estomac, deux organes où la physiologie a démontré une grande puissance d'absorption. Mais ici la question me paraissait plus complexe; car, à côté du premier phénomène s'en produit un second : celui de la sécrétion pour l'estomac, d'exhalation gazeuse pour le poumon. Et pour se conformer à la rigueur de la méthode, il eût fallu étudier préalablement les anses vasculaires dans les organes de sécrétion, dans le rein, par exemple.

Il m'a semblé préférable de commencer par l'intestin l'étude des anses d'absorption; c'en est la première partie que je présente aujourd'hui.

Partout où, dans l'économie il passe un vaisseau, le phénomène peut se produire; il serait superflu de rapporter les expériences physiologiques qui le démontrent. Cette propriété est inhérente aux tissus vasculaires, tout aussi bien que l'imbibition, et cette dernière n'est pas seulement propre aux tissus vivants, on la retrouve encore dans les tissus cadavériques. Mais, pour que les liquides introduits dans certaines parties de l'organisme puissent se répandre dans toute l'économie, il est besoin d'un courant liquide sanguin ou lymphatique. Cependant il est des organes où la physiologie nous montre une grande activité absorbante, et dans lesquels la fonction semble portée à son maximum d'intensité : l'intestin est de ce nombre; les sécrétions sont loin d'y être anéanties, mais l'absorption y domine. J'ai donc commencé par refaire l'étude histologique des vaisseaux sanguins dans cet organe. Après de nombreuses manipulations et de longues heures de travail, si je suis loin d'avoir terminé, du moins je pense avoir frayé ma voie dans des recherches qui peuvent être fructueuses à plus d'un point de vue, que l'on atteigne ou non le but que l'on a visé.

Dans l'intestin, je viens de le dire, les sécrétions sont loin d'être anéanties. Cette proposition est vraie, surtout pour le tube digestif de certains animaux, des carnivores en particulier : chez le chat, chez le chien, l'intestin est court, la couche musculeuse est très-développée; la couche glandulaire est encore assez épaisse, et nous devons soupçonner une sécrétion plus abondante que dans les intestins où les glandes sont moins développées. J'ai fait beaucoup d'injections sur des animaux variés, sur l'homme, le chat, le chien, le cobaye, le lapin, le rat, la souris, le pigeon, la grenouille; et à l'exception de cette dernière, j'ai trouvé, à quelques nuances près, le même type de circulation intestinale : encore, dans la circulation des batraciens, pourrait-on trouver des rapports communs avec celle des mammifères et des oiseaux ; mais je n'ai point vérifié complètement cette proposition à laquelle il convient de laisser sa forme dubitative.

En faisant l'histologie des vaisseaux dans l'intestin, nous allons pouvoir vérifier cette grande loi d'anatomie générale, que partout où s'accomplit une fonction importante, on trouve un développement vasculaire considérable : dans le rein, une grosse artère arrive à un petit organe, et la fonction d'excrétion de l'urine s'y accomplit avec une grande énergie; dans le poumon, la plus active des glandes de l'organisme, les vaisseaux s'y étalent suivant une surface de développement qu'on ne retrouve en aucun autre point; dans les muscles, les vaisseaux sont en rapport avec l'activité des fibres, ainsi le cœur est plus riche et plus vasculaire que le diaphragme; celui-ci, à son tour, plus riche que les muscles de la vie de relation, parce que le mouvement des premiers est ininterrompu et que les éléments de leur activité devaient arriver en plus grande abondance. Dans les ganglions nerveux, dans la substance grise des centres, les points dont la physiologie a démontré l'importance fonctionnelle, sont aussi très-vasculaires; en effet, les cellules nerveuses ont des rapports plus intimes avec l'irrigation sanguine, et l'on peut observer sur de bonnes injections, qu'elles sont circonscrites par plusieurs anses capillaires. Chacun des organes a un type spécial de circulation, à tel point qu'on peut, à l'inspection des réseaux vasculaires, reconnaître tel ou tel d'entre eux. Ce n'est pas à dire que leur agencement constitue à lui seul la fonction, laquelle tient à des conditions plus complexes, mais il en est un des éléments essentiels.

Sur l'intestin, dans les anses qui absorbent les liquides aqueux, nous passons à côté du système lymphatique qui est chargé plus spécialement d'introduire les matières grasses dans le système circulatoire; il faudra le laisser de côté pour ne pas abandonner notre plan.

Pour suivre exactement la marche des vaisseaux dans l'intestin, il est indispensable d'avoir recours aux injections histologiques; j'ai employé, à cet effet, les masses colorantes au bleu de Prusse et au rouge de carmin, et je dirai qu'en ayant essayé d'autres, je n'ai pas été tenté de m'en servir, malgré les affirmations des techniciens. Il serait trop long de décrire ici leur mode de fabrication, mais j'en dirai un mot à la fin, en reproduisant la description d'un appareil déjà connu, et qui m'a facilité ce travail.

Il faut étudier en détail les artères, les veines et les capillaires, et, avant de tirer des conclusions, il y aura lieu de rechercher par des expériences, la vérification de déductions anatomiques.

Étude générale des vaisseaux. — Après une bonne injection, l'intestin apparaît uniformément teinté comme s'il avait été coloré par imbibition, et la teinte doit être presque aussi vive que celle de la matière employée; c'est un point qu'il ne faut pas oublier, car il permet de n'arrêter l'opération que lorsque tous les vaisseaux ont été remplis. Les masses colorantes pénètrent aisément dans tout le réseau vasculaire, qu'elles soient poussées par les artères ou par les veines. Il est préférable, si on opère sur un animal, d'avoir un intestin anémié; pour cela on tue la bête par hémorrhagie en saignant les jugulaires, ou bien on ouvre la veine-porte, après avoir lié les artères mésentériques. Certainement que la réussite est possible sans ces précautions, mais il ne faut pas se ménager à plaisir des difficultés.

En 1837, Natalis Guillot (1), faisant des recherches anatomo-pathologiques sur les vaisseaux de l'intestin, avait déjà noté que l'injection poussée par les veines se faisait avec plus de facilité que par les artères, et cela

(1) Natalis Guillot. Journal *l'Expérience*, 1837.

nous fait déjà soupçonner une circulation veineuse plus développée que la circulation artérielle. On peut donc avec avantage utiliser la voie veineuse, mais en agissant avec douceur. J'ai pu ainsi injecter, sans rupture, des intestins, plus de trois jours après la mort, en établissant une pression de deux centimètres de mercure avec mouvements intermittents allant jusqu'à quatre. Une pression de 4 centimètres par les veines et de sept à huit par l'artère suffit pour le lapin; sur le chat, le chien, on peut la porter de dix à douze, tandis qu'il faut la diminuer sur cobaye et le le rat.

Tous les intestins peuvent servir à l'examen des anses vasculaires; il convient même de les employer comparativement pour vérifier certaines dispositions; mais tous ne présentent pas la même facilité d'étude. Ceux des carnivores, très-épais, ne permettent pas un examen d'ensemble ; mais chez l'homme, le lapin, le cobaye, le rat et la souris, on trouve des parois plus minces et par conséquent plus faciles à étudier. L'organe du lapin est un des plus commodes, et c'est pour cela qu'il a servi aux préparations que j'ai reproduites, et c'est lui que j'ai pris pour type dans ma description.

L'injection est faite, l'intestin refroidi, la masse congelée ; pour prendre une idée générale du réseau vasculaire il suffit de laver l'organe, de débarrasser la muqueuse de l'épithélium qui la rend opaque, de le faire passer dans l'alcool pendant une heure, de l'étendre ensuite, de l'insuffler; il devient transparent et la figure 1, a été obtenue par un traitement analogue. Au milieu de la teinte générale, quand la pièce, après avoir passé dans l'essence de térébenthine, a été montée dans le baume du Canada, on distingue très-bien la disposition des principaux conduits se distribuant aux deux moitiés de la circonférence intestinale les uns au-dessus, les autres au-dessous, en suivant une direction générale perpendiculaire à l'axe de l'organe. Dans leur trajet, ils envoient des rameaux à droite et à gauche.

Partis du bord concave, et arrivés vers le bord convexe, très-souvent ils s'anastomosent deux à deux par inoscultation, en formant dans l'organe une anse analogue à celles qui sont développées sur une plus grande échelle près du bord adhérent. De ces arcades partent d'autres vaisseaux plus petits qui relient les circulations des deux moitiés. Les troncs, les branches, les rameaux, les ramuscules en se divisant forment de petites mailles, dont les dimensions varient entre un demi, un et deux millimètres carrés. Les conduits vasculaires, comme on le sait, ont pénétré à leur arrivée dans l'intestin par la tunique musculaire jusqu'à la muqueuse, sous laquelle ils rampent en se ramifiant. On constate, en effet, qu'ils paraissent plus en relief du côté interne. Quand on porte sous le champ du microscope cette préparation, pour la voir avec un faible grossissement, on aperçoit un réseau sanguin de la plus grande richesse. Les mailles qui viennent d'être décrites sont partout formées par deux vaisseaux qui cheminent ensemble : l'un, plus près de la muqueuse, et plus volumineux, c'est la veine; l'autre, plus profond, c'est l'artère. Dans les petits espaces qu'ils circonscrivent, se pressent de nombreuses touffes vasculaires correspondant aux villosités. Elles en ont d'ailleurs la forme et semblent constituer entièrement ces petits organes qui ont l'apparence de saillies mamelonnées étalées sur une muqueuse. Tous ces petits appendices de la membrane interne paraissent comme des montagnes terrestres sur une carte de géographie. Peut-être qu'on pourrait avec beaucoup de patience et d'attention, sur une pièce injectée avec une seule couleur, suivre les vaisseaux artériels et les distinguer des vaisseaux veineux ; mais il faut recourir à des injections avec deux matières colorantes pour acquérir une certitude complète touchant la disposition et les rapports de la voie artérielle et de la voie veineuse.

On prend un intestin absolument anémié, si l'on ne veut pas rencontrer de sérieux obstacles à l'injection : on pousse par les vaisseaux mésentériques deux masses de couleurs différentes, soit le bleu pour les veines et le rouge pour les artères. On exerce une pression de trois à quatre centimètres pour la première, et de sept à huit pour la seconde, en réglant le courant des deux liquides de manière à ce que, tout le système circulatoire étant rempli, l'organe ait une teinte rouge avec un reflet bleuâtre : le rouge doit dominer, parce que, comme nous allons le voir, ce sont les vaisseaux afférents qui couvrent la plus grande partie de l'intestin. Quand l'opération a réussi, et elle réussit toujours au moins en quelques points, on peut préparer l'intestin comme il a été dit : les deux systèmes sanguins sont parfaitement délimités par les deux couleurs. Les veines se montrent partout volumineuses, tandis que les artères restent grêles ; la muqueuse est parcourue par de nombreux filaments rouges, et les villosités ont la même teinte. Cette prédominance de la couleur rouge fait soupçonner que la voie afférente est plus étendue, malgré le petit volume des artères, que la voie efférente. Le réseau veineux est large, et ses vaisseaux semblent toujours prendre le plus court chemin ; le réseau artériel est étroit, sinueux, contourné. L'artère accompagne la veine jusque dans les rameaux et les ramuscules, mais elle devient indépendante au moment où elle va fournir les capillaires. Quand on examine une membrane intestinale bien injectée et convenablement préparée, on peut suivre les vaisseaux dans quatre plans : dans un premier, le plus superficiel ou le plus près du péritoine, ils forment une série de mailles assez régulièrement quadrangulaire ; là, ils sont à l'état de capillaires très-fins ; on les voit venir de petits rameaux artériels et se réunir après un long trajet en de petits troncs veineux. Ces veines auxquelles ils donnent naissance, sont les plus petites de l'intestin, très-inférieures en dimension aux autres rameaux d'origine que nous trouverons plus loin. Ce quadrillé de capillaires, formant une circulation assez pauvre, nourrit les muscles lisses de l'intestin. Ce point ne nous intéresse guère, mais il faut le décrire pour ne rien omettre et ne pas laisser dans l'ombre un coin du tableau. Cependant il pourra servir à montrer la différence qu'il y a entre les troncs veineux ramenant vers le cœur un liquide qui a déjà servi à la nutrition, et ceux qu'on trouve dans les villosités.

Suivant un deuxième plan, dans le tissu sous-muqueux, les gros vaisseaux se divisent et se subdivisent pour se distribuer aux tissus et aux organes. C'est de là que partent les artères qui vont aux muscles, aux glandes et aux villosités, et c'est là qu'aboutissent les veines qui viennent des mêmes parties.

On trouve deux autres plans dans la muqueuse, l'un pour les glandes, l'autre pour les appendices villeux : celui-là est formé presque exclusivement par les dernières ramifications des artérioles, que l'on voit se contourner, se réfléchir, et, après avoir décrit des sinuosités, embrasser l'ostium des tubuli de Lieberkühn ; celui-ci constitue presque entièrement la villosité : il sera décrit tout à l'heure.

Rapports des troncs veineux avec les villosités. Nous avons vu que les troncs veineux se divisent, se subdivisent en rameaux, en ramuscules, et qu'ils constituent un réseau à mailles irrégulières ; c'est entre ces mailles et sur les vaisseaux eux-mêmes que sont situées les villosités ; nous savons que de chaque villosité part un vaisseau bleu. Tous ces appendices de la muqueuse présentent une disposition très-remarquable à cause des rapports qu'ils affectent avec les vaisseaux efférents. Pour bien les suivre, il ne faut pas prendre une portion d'intestin où ils soient trop nombreux. Dans le duodénum, par exemple, ils sont tellement pressés, que, même avec une préparation très-transparente , on ne peut suivre les vaisseaux qui en partent, parce que le réseau capillaire qui domine gêne beaucoup l'observation ; il vaut mieux descendre un peu vers la valvule iléo-cæcale, et quand on a pris soin de bien étendre la pièce, on peut saisir tous leurs modes d'agencement. La préparation dessinée à la figure 1 a été choisie dans ces conditions. Il est vrai que les vaisseaux sont un peu tiraillés et qu'ils ont aussi perdu de leur calibre ; mais nous voulons avoir une préparation d'ensemble, et je ne sais pas de meilleur procédé.

Les villosités s'accumulent sur le trajet des gros troncs veineux, de sorte que la muqueuse intestinale apparaît en ces points, soulevée en saillies linéaires. Il y a un rapport constant entre le volume des vaisseaux efférents et le nombre des appendices. Il est facile de vérifier cette disposition anatomique en comparant dans l'intestin le bord libre avec le bord adhérent.

J'ai trouvé une autre particularité, assez importante au point de vue qui nous occupe, dans la manière dont les vaisseaux de ces petits organes de la muqueuse vont se jeter dans les gros troncs.

Quand la muqueuse n'a pas été tiraillée, quand les vaisseaux de la villosité sont bien remplis (ce qui la met en érection), on peut pratiquer des sections minces à travers les parois de l'intestin et démontrer que le retour du sang se fait par des conduits qui sont courts et presque sans sinuosités. Pour cela, entre les mailles du grand réseau, on voit souvent un rameau veineux rassembler le sang de deux ou trois villosités pour le porter dans les gros troncs (voy. aaa, bb, fig. 1) ; d'autres fois, et cette disposition est fréquente, *chaque villosité s'abouche directement avec les gros troncs eux-mêmes* (voy. c, c, fig. 1). Une pièce desséchée qui donne une idée de l'ensemble ne donne pas une idée rigoureuse de la dimension des petits vaisseaux, non plus que de leur direction; il faut sur des pièces qu'on laisse gorgées de liquides faire des coupes perpendiculaires à l'épaisseur de l'intestin et parallèles aux villosités. On constate aisément que le trajet du gros vaisseau bleu est assez rectiligne, et en outre que les organes sont accumulés autour des gros troncs afférents. Les valvules conniventes plus ou moins accusées dans la muqueuse sont le résultat ou la cause de cette disposition.

Telle est la circulation veineuse dans l'intestin ; je l'ai suivie sur différents animaux, sans observer qu'elle changeât de type.

Elle présente, il est vrai, quelques variétés touchant le

réseau de la couche superficielle qu'on trouve plus riche quand celle-ci est plus musculeuse; elle varie quelque peu suivant l'épaisseur de la couche glandulaire. Chez l'homme, la circulation efférente présente le même type que chez le lapin et le cochon-d'Inde, à cette nuance près qu'on trouve souvent deux veines à la villosité; et ces vaisseaux tantôt se réunissent en un seul tronc avant de se jeter dans le grand courant, tantôt conservent leur indépendance.

Nous venons de suivre le cours du sang par les artères et par les veines, nous avons pris une idée générale de la villosité et de ses rapports avec les vaisseaux efférents.

Nous allons passer maintenant à l'étude de la circulation dans l'organe lui-même; car c'est là que l'on peut avec quelque raison soupçonner que se passe activement le phénomène de l'absorption. En effet, les vaisseaux y sont tellement abondants qu'ils semblent le constituer tout entier.

Etude des vaisseaux dans la villosité. — Elle comprend les vaisseaux afférents et les vaisseaux efférents, c'est-à-dire d'une part la veine, de l'autre les artères et les capillaires.

A. *Vaisseau efférent.* La *veine* est un gros tronc qui ramène à lui seul tout le sang de la villosité; il se détache clairement sur une pièce injectée et marche parallèlement à l'axe de l'organe. Il nait brusquemment des capillaires, qui au sommet forment un chevelu abondant et serré, résultant de la convergence rapide de trois ou quatre rameaux dilatés. De là, il descend en ligne droite pour se jeter dans les troncs qui passent à la base. Avant d'arriver à son embouchure, s'il n'est pas encore rectiligne, il ne décrit qu'un léger coude. Presque tous les vaisseaux qui lui donnent naissance convergent vers le sommet, mais on en trouve encore quelques-uns plus petits qui viennent s'y réunir *vers la partie moyenne*. Il n'est pas rare de voir, chez le lapin, le tronc lui-même se bifurquer au sommet, et c'est là le vestige de la disposition qu'on observe dans la villosité humaine qui offre souvent deux veines pour un seul organe. La longueur de ce vaisseau efférent varie entre (0,mm3 et 1,mm5). Dès sa naissance il a presque acquis tout son volume et n'augmente pas sensiblement puisqu'il mesure au sommet 0,mm030 et 0,mm035 à la base (v. fig. 2)

Quand la villosité est vue de profil, comme la veine est gonflée et fortement colorée, elle paraît facilement en relief, surtout sur les pièces désséchées. On serait alors tenté de croire qu'elle est située extérieurement; mais, à l'aide d'un grossissement de 350 diamètres, on reconnaît qu'il en est autrement et que de petits vaisseaux passent au-dessus d'elle en formant des mailles dont il sera question plus loin. La veine est bien en réalité comprise dans l'intérieur du réseau capillaire, sa structure ne diffère pas de celles des veines. Elle présente des fibres musculaires transversales qu'on peut suivre sur des pièces injectées au nitrate d'argent.

Les injections coagulantes conservent au vaisseau son calibre, et les pièces fraîches en donnent une notion complète. Il n'en est pas de même après les injections à froid; j'ai coloré les vaisseaux par une injection à froid de nitrate d'argent au 600e et les veines aplaties apparaissent avec des dimensions plus considérables.

B. Les VAISSEAUX AFFÉRENTS sont de deux ordres : *les artères et les capillaires.*

a. *Artères.* — Dans toute villosité le sang arrive par un conduit principal qu'il est facile de distinguer au milieu de nombreux vaisseaux qui forment un lacis très-serré.

D'abord, après la veine, le vaisseau artériel est plus volumineux que tous ceux qui l'environnent et son diamètre égale celui de deux, trois, quatre capillaires voisins.

En outre, sa direction est rectiligne ; il marche dans l'axe de la villosité et parallèlement au vaisseau efférent, dont il se tient toujours à une certaine distance. Il reste indépendant dans tout son trajet ; je veux dire que, de la base au sommet, il ne communique avec aucun autre conduit. Il conserve sensiblement son calibre depuis le moment où il entre dans la villosité jusque vers les deux tiers de la hauteur. A partir de ce point il s'élargit progressivement pour se continuer avec les vaisseaux dilatés qui sont au sommet de l'organe et aller s'aboucher par des ramifications avec celles qui donnent naissance à la veine. Pour se rendre compte de ces détails, il suffit, sur un intestin injecté, de prendre avec des ciseaux courbes quelques villosités ou une mince portion de la muqueuse et de les examiner dans la glycérine avec divers grossissements. Sur de bonnes préparations de l'intestin vu par la muqueuse ou sur des coupes faites perpendiculairement aux membranes, il est possible de descendre jusqu'à l'origine de l'artère, et l'on voit qu'elle naît d'un ramuscule situé non loin de la base de la villosité, qu'elle conserve pendant tout son parcours à peu près le même calibre, et qu'elle marche sans sinuosités bien marquées. Ainsi, voilà le vaisseau afférent principal qui vient en ligne directe se jeter dans la villosité, et l'on voit aussi le vaisseau efférent très-développé qui ne perd pas de chemin pour aller se jeter dans le courant veineux. On sait que la pression du sang est plus considérable dans le tronc de la veine-porte que dans d'autres parties du système veineux (mon collègue Rosapelly l'a parfaitement démontré dans de récentes expériences) (1). Sans doute cette disposition de l'artère et de la veine, leur abouchement facile et par de gros canaux contrebalancent le retard que pourrait éprouver la circulation efférente par les veines mésentériques. La préparation qui a servi à l'étude de la structure de la veine peut aussi nous montrer les fibres musculaires qui entrent dans la composition de l'artère. Avant de passer à l'étude des autres vaisseaux, de ceux qui sont périphériques dans la villosité, il faut, pour ne rien omettre, compléter l'examen de l'artère et de la veine, voir exactement leur situation respective et leur rapport avec les capillaires. Pour cela, plongeons dans une solution sirupeuse de gomme arabique un centimètre carré d'intestin complètement injecté à deux couleurs. Au bout de quelques heures, étendons la membrane sur un morceau de liége ou de sureau, faisons-la sécher à une douce chaleur et versons de temps en temps sur la face muqueuse une goutte de la même solution. Il arrivera bientôt que les villosités seront englobées dans un vernis résistant qui les recouvrira. Alors il sera facile avec un bon rasoir de faire des sections parallèlement à la muqueuse et perpendiculairement à ses prolongements. On obtient ainsi des sections dans les organes à diverses hauteurs. La première chose que l'on constate, c'est que les villosités ne sont pas arrondies. Et cependant, c'est l'idée qu'on s'en était formée en les voyant couchées sur la muqueuse comme des mamelons, et c'est la description qui en est donnée lorsqu'on suppose l'organe gonflé de sang; mais une bonne injection remplace parfaitement l'effet de la circulation, et de même qu'on voit la verge entrer en érection, on voit les villosités se redresser. La préparation qui fait l'objet de la fig. 3, a été prise parmi beaucoup d'autres

(1) *Rosapelly. Thèse inaugurale. De la circulation du foie. Paris* 1873.

qui avaient toutes la même configuration. On peut donc dire que l'organe est aplati aussi bien après que pendant l'érection : il n'est question que de plus ou de moins. Les mêmes préparations peuvent aussi montrer très-bien une cavité centrale dans l'organe, cavité située entre l'artère et la veine, aplatie dans le même sens que la villosité, à parois très-rapprochées, de sorte que l'espace paraît virtuel. Et quand on voit cette cavité, sur des coupes longitudinales, communiquer avec le tissu cellulaire sous-muqueux; si l'on tient compte de la difficulté de démontrer les lymphatiques et de la divergence des histologistes à leur sujet, on est tenté d'assimiler cet espace aux espaces cellulaires du tissu sous-cutané. Mais, ceci n'est pas de mon sujet et je ne dois m'occuper que de la circulation sanguine.

L'artère et la veine (fig. 3.) sont placées tout au centre, mais le premier vaisseau est généralement plus central que le second, peut-être parce que ce dernier reçoit des petits rameaux sur son trajet, tandis que l'autre n'a avec eux que des rapports de contiguité. A la périphérie on voit les vaisseaux capillaires.

b. *Vaisseaux capillaires, vaisseaux périphériques.* — Le remarquable réseau sanguin qui entoure la villosité et dont il a été question déjà plusieurs fois, est constitué en entier par des vaisseaux afférents; il n'est pas difficile de le démontrer sur des intestins convenablement injectés, de sorte que nous trouvons sur un petit organe qui n'a pas plus de 0,^{mm}2 à 0,^{mm}09 de diamètre deux circulations, l'une centrale (je l'ai déjà décrite) et l'autre périphérique, qui reste à étudier.

A cet effet, les modes de préparation qui ont été indiqués peuvent donner une idée de la disposition générale, et permettre aussi de suivre quelques détails; mais les pièces désséchées ne conviennent plus guère, parce que les réseaux ont perdu leurs dimensions et une partie de leurs rapports.

Voici comment j'ai procédé : j'ai d'abord fait disparaître l'épithélium qui était fort gênant; puis, en poussant dans une anse intestinale de l'alcool sous une certaine pression, j'ai pu décoller le péritoine, c'était déjà une membrane de moins; en tiraillant doucement une portion d'intestin, j'ai obtenu des espaces ou les villosités étaient moins pressées, et où la transparence permettait de suivre un peu les vaisseaux. J'ai pu encore, après vingt-quatre heures de macération, décoller la muqueuse sur une grande étendue et observer ainsi sur une mince membrane la même disposition vasculaire dans tous les points. Enfin, avec des coupes sur l'intestin durci soit dans l'alcool absolu, soit dans l'alcool après l'action d'une solution gommeuse, on peut avoir une idée complète de toute la description qui va suivre; j'ai dû varier les moyens d'exploration, parce que je faisais des recherches; mais je crois que, dans une seule préparation, le hasard permet de vérifier bien des fois la distribution des vaisseaux.

Donc, comme chacun le sait, d'après nos livres d'histologie, la villosité est constituée sur ses faces par un riche réseau vasculaire. Celui-ci paraît très-irrégulier, mais pour peu qu'on l'observe attentivement sur de bonnes pièces, on constate qu'il n'en est point ainsi. Le réseau est entièrement formé par des capillaires qui ont une direction générale qu'on retrouve toujours, et cette direction est surtout très-nette quand la saillie est en érection, c'est-à-dire quand tout son système circulatoire a été parfaitement rempli. Il est alors facile de voir que le réseau capillaire est formé par trente ou quarante petits vaisseaux, qui vont de la base au sommet en ligne assez directe, mais ils apparaissent sinueux lorsque l'injection a été incomplète. On voit encore que leur nombre présente peu de variétés dans chaque organe, et qu'il oscille, autant qu'on peut les compter, entre 25 et 40 sur le lapin; qu'ils sont situés à 0,mm03 à 0,mm04 ou 0,mm005 de millimètre les uns des autres, vers la partie moyenne; qu'ils s'envoient des anastomoses transversales ou obliques, d'où résultent des mailles irrégulièrement quadrangulaires et dont la plus grande dimension se trouve parallèle à l'axe de l'organe. Ces mailles, d'ailleurs, varient suivant qu'on les observe à la base ou à sommet, et l'on remarque qu'elles vont en *s'élargissant à mesure qu'elles se rapprochent du plan de la muqueuse*. En outre, ces capillaires ont une configuration remarquable sur laquelle il faut insister, parce qu'elle doit avoir une grande importance au point de vue de la circulation et de la pression du liquide sanguin dans le système vasculaire. Je veux parler d'un changement notable qui survient dans leur calibre. Au moment où ils pénètrent dans la villosité, ils sont grêles, puisqu'ils ne mesurent pas plus de 0,mm009 de millimètre chez les mammifères; mais, quand ils sont arrivés au sommet, leur calibre est augmenté d'un tiers ou du double. Il en est de même des branches transversales par lesquelles ils s'anastomosent, et nous verrons, en recherchant leur origine, qu'ils sont encore plus grêles dans le plan de la muqueuse.

J'ai dit que les mailles vasculaires du réseau périphérique deviennent plus larges quand on se rapproche de la base et que les vaisseaux y sont aussi plus déliés. Quand on observe une villosité bien transparente, couchée sur l'intestin, ou bien encore quand on regarde une coupe perpendiculaire à l'organe, on voit toutes les anses se disposer d'une façon assez régulière ; elles forment une ligne élégamment festonnée qui limite la base de la villosité (voir fig. 2, *bb*.); c'est une véritable guirlande de capillaires colorés. Le nombre de ces festons varie avec le volume des villosités et avec le calibre des vaisseaux ascendants, mais, en général, on compte une anse pour deux vaisseaux. De ces arcades partent presque tous les rameaux qui vont converger vers le sommet, je dis presque, car on distingue quelquefois de petits vaisseaux capillaires qui, venus de la muqueuse, ont conservé leur indépendance, et qu'on pourrait prendre pour des artères s'ils en avaient la structure et les dimensions. A ces mêmes arcades arrivent aussi tous les capillaires qui vont former la circulation afférente, et l'on peut compter qu'ils viennent de trois points différents :

1°. A droite et à gauche de la villosité, à chaque extrémité de son grand diamètre on voit des rameaux divergents qui vont se perdre à la base d'un organe voisin, de sorte qu'en réalité, si le réseau vasculaire est augmenté, la circulation afférente n'en devient pas plus active.

2°. Quelques petits rameaux très-fins viennent, des dernières ramifications artérielles, apporter un peu de sang à la base.

3°. D'autres naissent des mailles capillaires qui, sous le plan des appendices villeux, entourent les nombreuses glandes en tubes de l'intestin grêle.

Nous avons vu que les vaisseaux allaient en diminuant de calibre du sommet à la base ; or, à partir de ce point jusqu'à leur origine, ils s'effilent encore et atteignent leurs dernières dimensions.

Cette disposition nous servirait peut-être si nous avions à étudier les anses vasculaires au point de vue de la sécrétion ; mais, en tous cas, elle cause une certaine lenteur à l'afflux du sang dans la périphérie. Pour alimenter le riche chevelu capillaire des appendices, les vaisseaux d'origine, qu'on retrouve dans le plan de la muqueuse, ne sont guère qu'au nombre de sept à dix. Leur structure ne diffère pas de celle des capillaires.

Maintenant que tous les éléments vasculaires dans la villosité nous sont connus, il faut reprendre le cours du sang pour voir s'il ne présente pas des particularités en rapport avec les fonctions de l'organe.

Dans tous les points du système circulatoire, les dimensions des capillaires qui se répandent dans les tissus l'emportent sur celles des troncs qui les ont fournis, et l'on voit les troncs artériels, les branches, les rameaux, les ramuscules, s'effiler en conduits de plus en plus fins jusqu'aux plus dernières limites. Mais il n'est pas dans l'organisme une région où les vaisseaux se montrent avec une pareille disposition ; en aucun point, on ne les voit se dilater en approchant de la périphérie ; nulle part la circulation afférente n'est disposée de telle sorte qu'un vaisseau principal, comme l'artère dans la villosité, assure à lui seul le courant sanguin dont il supporte toute la pression, laissant cheminer à côté de lui une grande quantité de capillaires qui vont aboutir au même point, après être nés de vaisseaux très-petits et après s'être dilatés ; nulle part on ne voit les vaisseaux veineux présenter au sang artériel une voie de retour aussi large et aussi facile que dans l'intestin, à tel point que, sur des pièces d'ensemble, les villosités semblent appendues aux veines comme les corpuscules de Malpighi le sont aux artères. Dans les appendices villeux, dans ces organes de la muqueuse intestinale, les deux circulations afférentes, l'une centrale, l'autre périphérique, assurent le phénomène de l'absorption ; la première, en facilitant le fonctionnement de la seconde ; la seconde, par le type sur lequel ses capillaires sont développés. Il serait illogique et irrationnel de nier le pouvoir absorbant des gros troncs dans la villosité, puisqu'il a été admis précédemment, sur la foi des expériences, que partout où il passe un vaisseau le phénomène de l'absorption peut s'accomplir. Mais il est certain que le système périphérique est plus spécialement disposé pour l'accomplissement de cette fonction ; les vaisseaux y sont fins, à minces parois ; ils sont superficiellement placés ; enfin ils sont dilatés. En commençant leur étude, sans parti pris comme je l'ai dit, et avec les notions histologiques que j'avais puisées dans les auteurs, je ne soupçonnais point les conclusions auxquelles je suis arrivé, et, je dois le dire, je m'en étais fait *a priori* une idée toute différente. Je pense aujourd'hui que l'absorption des liquides se fait dans la villosité, surtout par le réseau périphérique, parce qu'il se trouve dans des conditions de circulation telles que la pression y est notablement affaiblie ; ce qui nous ramène aux cas des expériences de Magendie.

Les amples dimensions de la veine ; la manière dont elle s'abouche avec l'artère par des réseaux qui, au lieu de se rétrécir, vont en augmentant ; sa direction et sa situation par rapport aux courants veineux ; toutes ces conditions facilitent la circulation en retour et tendent à diminuer la pression du sang dans la villosité. Quand le passage du sang est ainsi assuré d'une façon spéciale, nous voyons s'établir une deuxième circulation afférente formée par les capillaires et les réseaux dont on vient de suivre la disposition, la terminaison et l'origine. A ne considérer tous ces conduits que comme des tubes inertes, on arrive forcément, par des considérations toutes mécaniques, à affirmer que l'ensemble des vaisseaux capillaires a une tension moins considérable au milieu de la villosité qu'à la base, et cela parce que le réseau va en s'élargissant, et que le déploiement des mailles n'est point en rapport avec de gros troncs, comme on l'observe dans les autres points de l'organisme, dans les réseaux de nutrition, par exemple.

Du reste, l'absence de fibres musculaires dans les vaisseaux périphériques n'autorise que jusqu'à un certain point la comparaison que je viens de faire, parce qu'il faut tenir compte de l'action musculaire de l'intestin sur les conduits qui le traversent. La diarrhée qui suit une colique n'est-elle point le résultat de la compression que les fibres lisses de l'intestin exercent sur les canaux sanguins au point où ils traversent la musculeuse? Et comme on sait que les veines n'échappent pas à la compression aussi bien que les artères, il pourrait y avoir obstacle à la circulation en retour, augmentation de tension, et partant exsudation de liquide. On peut encore se demander si les couches musculaires, qu'on trouve plus épaisses dans les parois veineuses de l'intestin, n'ont pas pour effet, à l'état normal, de soustraire ces vaisseaux aux contractions anti et péristaltiques de l'organe. Voilà des hypothèses par induction; mais, avant d'affirmer, il faut chercher des preuves palpables, et c'est ainsi qu'on doit procéder quand on ne veut pas introduire, dans les sciences positives, l'incertitude et la fragilité des raisonnements métaphysiques.

Il faudrait des expériences nombreuses, que le temps

ne m'a pas permis de réaliser. J'en ai fait trois que je reproduis, non à cause de leur importance, mais parce que, dans un certain sens, elles sont un acheminement vers d'autres qui pourraient être fort instructives.

1° Dans une première, il s'agissait de constater l'absorption par les vaisseaux de l'intestin (1). A cet effet, mon ami le Dr Coyne et moi, avons procédé sur un lapin, comme il suit : la bête étant sur le dos, solidement fixée sur une planchette, l'abdomen ayant été ouvert avec précaution, nous avons introduit une canule dans l'artère mésentérique supérieure, puis une deuxième dans la veine. Deux ligatures ont été posées sur les vaisseaux, au-dessus des canules, pour sauver le lapin des hémorrhagies. Ceci fait, on prit une anse intestinale dans laquelle on introduisit, à une douce température, une solution de ferro-cyanure de potassium, puis, par l'artère, on injecta de l'eau de l'amnios. Nous avions choisi de préférence ce liquide organique pour nous rapprocher davantage du liquide sanguin. L'injection était d'ailleurs à la température du sang; des compresses chaudes étaient maintenues sur l'abdomen, et l'animal supportait parfaitement l'opération. Pour chasser le liquide par les artères, on imita le cœur en produisant la tension et l'intermittence (voyez l'appareil décrit à l'appendice), et au bout de quelques instants l'injection revenait par les veines. On la traitait par le perchlorure de fer et l'on obtenait une coloration bleu intense ; c'était la démonstration probante que le prussiate de potasse avait été, dans l'anse intestinale, absorbé en grande quantité.

Sur le même animal, qui était encore très-vivace, on

(1) Magendie avait expérimenté sur les vaisseaux du cœur et avait obtenu les résultats de l'absorption.

modifia les conditions de la circulation. Après avoir lavé abondamment à l'eau tiède l'anse d'intestin jusqu'à ce qu'elle ne donnât plus la moindre trace de ferro-cyanure de potassium, on poussa par les veines une injection de liquide amniotique, chargé, cette fois, de prussiate de potasse, et il se produisit ce qui était facile de prévoir : une exsudation abondante dans l'intestin ; car le liquide recueilli donnait, avec le perchlorure de fer, un précipité bleu intense, d'autant plus intense qu'on examinait le liquide plus près des points où l'injection devait être plus active, parce que les vaisseaux allaient plus directement à l'organe.

Enfin dernièrement, je fis une troisième expérience encore sur un lapin, en prenant toujours les mêmes précau tions que ci-dessus. Mais cette fois, j'avais l'idée de chercher si on ne trouverait pas, en s'y prenant d'une certaine manière, la voie par où pénètrent les liquides intestinaux dans les vaisseaux de la villosité. A cet effet, j'introduisis dans une anse une solution extrêmement diluée de perchlorure de fer, de façon à ne pas produire sur la muqueuse une violente action chimique ; puis, par les artères, je poussai une solution de ferro-cyanure, en imitant encore la circulation artérielle par la pression et l'intermittence, en maintenant l'intestin à la température normale, puis en chauffant le liquide injecté. Très-rapidement on vit une teinte se produire à travers la transparence de l'organe, et on aurait pu croire qu'on avait fait une véritable injection au bleu de Prusse. En examinant les membranes au microscope, on trouva l'épithélium des villosités entièrement coloré comme par une véritable imbibition. On ne distingue aucune molécule de bleu, mais seulement des points où la teinte s'est produite avec plus d'intensité et avec plus de régularité ; ces points correspondent presque tous aux parties latérales de la villosité et à une zone qui est près du sommet. Dans beaucoup d'organes, en outre, la teinte forme des traînées linéaires suivant la direction des vaisseaux. J'ai dû, pour rendre les préparations plus nettes, enlever l'épithélium ; alors, sur bien des points, il a été possible de reconnaître que les vaisseaux eux-mêmes avaient été pénétrés. L'expérience avait duré peu de temps ; je l'avais arrêtée aux premières apparences d'un résultat ; aussi tous les vaisseaux n'avaient pas été colorés. La veine plus facile à suivre, à cause de son volume, ne montrait pas partout des apparences de bleu de Prusse. Quant aux capillaires, ils sont si petits, surtout quand ils ne sont plus maintenus dilatés par une masse à injection, qu'il est très-difficile de les suivre partout; on les soupçonne aux fines traînées bleuâtres qui marchent en suivant leur trajet. Il faudrait varier les conditions de l'expérience en les faisant durer davantage, en variant les liquides et la pression. Une autre fois, pour mieux suivre les vaisseaux dans tous les points nous y injecterons une masse transparente à la gélatine, et, d'après ce que nous avons déjà vu sur cette expérience ébauchée, il est permis de chercher, par les mêmes procédés, à suivre de près dans la villosité le curieux phénomène de l'absorption.

Avant de terminer, je dois indiquer comment j'ai obtenu les masses colorantes qui ont servi à mes préparations, et à l'aide desquelles j'ai fait les études précédentes.

Les injections coagulantes à la gélatine sont certainement celles qui donnent les meilleurs résultats. Non-seulement elles permettent de suivre la distribution des capillaires, mais elles montrent encore les dimensions de leur calibre.

Si les injections liquides et à froid paraissent plus faciles et séduisent davantage, parce qu'elles exigent moins de préparation, elles n'économisent pas la peine, parce qu'elles donnent des résultats moins nets et moins constants. La difficulté est de fixer le liquide dans les vaisseaux; on y arrive en trempant les pièces dans l'alcool ou l'acide chromique pour le bleu, dans l'alcool seulement pour le rouge de carmin. Mais quelles précautions il faut pour tenir fermé tout le système circulatoire, et combien les vaisseaux se vident facilement quand le liquide trouve issue. Et pour les gros organes, le foie par exemple, peut-on penser à employer, avec les faibles budgets de nos laboratoires, des quantités de réactifs suffisantes, car il faut que toutes les pièces subissent la même préparation; tous les vaisseaux doivent être fermés, et la moindre section produirait des fuites qui détruiraient tout le travail commencé. Il est des cas où elles peuvent être employées avec avantage; mais je préfère les injections coagulantes dans lesquelles les liquides se solidifient au contact du froid, ce qui ferme l'issue à la sortie de l'injection, et ce qui permet, en se mettant dans les plus mauvaises conditions, d'avoir encore la plus grande partie des réseaux remplis.

Il n'y a rien d'aussi pénétrant qu'une bonne masse au bleu de Prusse ou au rouge de carmin, et aucune de celles qui ont été proposées pour les remplacer ne les vaut à beaucoup près.

A. *Masse au carmin.* — On prend du carmin de bonne qualité, on le dissout dans de l'ammoniaque.

En même temps on prend de la gélatine blanche dite

colle de Paris, et on la met à détremper dans l'eau distillée; elle se gonfle, abandonne les poussières et les impuretés qui sont à sa surface et résultent de son mode de fabrication. Elle doit être ensuite lavée et agitée. Si l'on veut avoir 500 grammes de solution, il suffit de prendre 20 grammes de gélatine; 15 suffiraient pour assurer la coagulation du liquide après un refroidissement convenable. Mais si l'on doit monter les préparations ou durcir les pièces dans l'alcool absolu, il faut employer la colle en plus forte proportion pour éviter que, par la dessiccation, le calibre des vaisseaux ne se rétrécisse. Pour les études que j'ai faites, la proportion était considérable, parce qu'il importait de conserver aux conduits les rapports de leurs dimensions.

La quantité de carmin employée doit être telle que la masse ait une teinte très-foncée; elle peut varier, suivant les besoins, entre 1/2 à 3 pour 100 de solution coagulante.

Pour dissoudre ce produit, on emploie une solution d'ammoniaque, et pour que l'opération marche plus vite, il vaut mieux l'employer en plus grande quantité, soit dix, quinze, vingt gouttes pour 1 gramme, dans de 10 à 20 centimètres cubes d'eau distillée; cela évite d'ailleurs de triturer le carmin dans un mortier.

Quand le tout est fondu, on peut le filtrer; mais si le carmin est de bonne qualité, cette précaution devient inutile.

La solution carminée est versée lentement dans la solution de gélatine pendant qu'on l'agite pour rendre le mélange homogène. Il ne faut pas oublier que tous ces liquides chauffés doivent l'être au bain-marie.

Si cette masse était employée en injection, elle diffuserait, et tous les tissus environnants seraient colorés par imbibition en même temps que les vaisseaux, et ceux-ci ne ressortiraient plus au milieu de la teinte générale.

Il faut neutraliser l'ammoniaque par l'acide acétique. Et pour cela, on peut procéder de bien des manières, ou comme Frey, en ayant par avance expérimenté avec du papier tournesol la quantité d'acide qui est nécessaire pour neutraliser la quantité d'ammoniaque employée à dissoudre le carmin; ou comme M. Robin, en versant de l'acide jusqu'à ce qu'un papier tournesol humide, maintenu au-dessus des vapeurs de la masse, prenne une coloration rouge caractéristique; ou comme M. Ranvier, en se guidant sur la couleur qui devient rouge artériel, au lieu de rouge veineux qu'elle était d'abord, et versant le liquide lentement jusqu'à ce que la masse ait une odeur spéciale légèrement acide et qu'il est facile de reconnaître. En tout cas, la neutralisation doit se faire très-lentement et pendant qu'on agite la masse sans discontinuer. Pour moi, de toutes les manipulations, celle-ci est la plus longue et la plus ennuyeuse ; mais on lui doit d'avoir des injections très-pénétrantes; car, s'il y a des molécules, elles sont d'autant plus fines que le précipité s'est fait moins vite.

L'alcool et l'acide picrique conservent assez bien les tissus d'injections; mais il ne faut pas croire les auteurs qui parlent de traiter par l'acide chromique les pièces au carmin. Ajoutons que toutes les solutions doivent être filtrées à travers une bonne flanelle.

B. *Masse au bleu de Prusse.* — On décrit divers procédés pour colorer les solutions de gélatine au bleu de Prusse. Certains d'entre eux exigent des manipulations à n'en plus finir, sans valoir mieux pour cela. Je les ai tous employés autrefois; mais j'en décrirai un qui est de beaucoup le meilleur et dont je me suis servi pour les études qui font le sujet de ma thèse.

Il suffit, pour avoir une excellente masse sans aucune molécule, d'une solution très-foncée de bleu de Prusse dans une solution de gélatine.

On prépare le bleu de Prusse de la manière suivante (1):

Prussiate rouge de fer.	10 gr. 5
Sulfate de protoxyde de fer.	9 gr.
Eau distillée.	1000 gr.

« On fait dissoudre séparément les deux sels dans la quantité d'eau indiquée et l'on verse en agitant la solution de sulfate de fer dans celle du prussiate rouge. Les quantités indiquées ci-dessus permettent d'obtenir la solution au maximum de concentration. »

On peut faire provision de matière colorante en augmentant dans les mêmes proportions les deux sels de fer pour la quantité d'eau indiquée. Il se formera alors un précipité qu'on pourra, suivant les besoins, dissoudre en le jetant sur un filtre et y faisant passer de l'eau distillée.

1 gramme de gélatine fondue suffit pour faire prendre en gelée vingt-cinq parties de la solution bleue.

Il arrive que la masse chauffée au moment du mélange devient filante, visqueuse, probablement parce que la gélatine a subi une modification isomérique. Si on porte le tout à l'ébullition dans un bain-marie, la substance redevient liquide et propre alors aux meilleures injections histologiques.

Un des inconvénients du bleu de Prusse, c'est de pâlir dans les petits vaisseaux; les pièces montées dans la gly-

(1) Sergent. Journal des connaissances médicales, 1873, page 372.

cérine perdent bientôt leur couleur; mais, en revanche, le baume du Canada conserve très-bien la teinte.

Ses avantages sont de permettre le durcissement des tissus dans les acides picrique et chromique, qui, loin de l'altérer, lui donnent de la vigueur.

Souvent la teinte pâlit dans les tissus pendant l'injection et ferait croire à un échec; mais en exposant les pièces au contact de l'air, ou bien en les plongeant dans une solution d'acide chromique au dix-millième, on acquiert la certitude d'un succès.

APPENDICE.

Comme complément des moyens à employer pour les recherches d'histologie vasculaire, je dois donner dans cet appendice, la description d'un appareil que j'ai présenté à la Société de biologie (1) et qui a été porté par M. le professeur Vulpian à la connaissance de l'Académie de médecine, dans une de ses séances de 1872 (2).

Cette note a été publiée déjà dans les bulletins de la Société de biologie (année 1871) et dans la *Gazette Médicale* (année 1872) ; elle est ici en partie reproduite.

Les micrographes s'accordent à reconnaître que les injections histologiques sont difficiles ; qu'elles exigent de l'opérateur autant d'aptitude, autant d'habileté que de patience.

Depuis longtemps j'ai reconnu aux instruments habituellement employés des inconvénients qui font que le succès des injections n'est pas toujours assuré. J'ai alors cherché un appareil qui rendît l'opération plus facile et plus sûre. Les résultats vraiment remarquables que j'ai obtenus m'ont engagé à les porter à la connaissance de la Société de biologie, et à donner la description de l'appareil qui m'a servi.

J'ai cherché, en imitant la tension et l'intermittence artérielles, à me rapprocher autant que possible de l'organe qui fait cheminer, avec tant de facilité le sang dans

(1) Société de biologie, séance du 23 décembre 1871, note sur un appareil à injection histologique.

(2) Cet appareil a obtenu à l'Ecole de médecine le prix Barbier (1872.)

tout le système circulatoire. Ces conditions obtenues permettront encore d'utiliser l'instrument en physiologie pour l'étude de certaines fonctions.

DESCRIPTION DE L'APPAREIL.

L'appareil se compose de trois parties principales :
Un récipient A,
Un compresseur B,
Un manomètre C (fig. 1).

Récipient (A, fig. 1).

Il est destiné à recevoir, et la matière à injection et l'air qui doit la comprimer. C'est un cylindre en verre, fermé à ses extrémités par deux armature métalliques. Le verre doit être soigneusement recuit, pour éviter qu'il ne se brise sous l'influence des variations de température.

L'armature inférieure (1, fig. 1) est fixe et munie d'un robinet (9, fig. 1) ; un tube en caoutchouc (2, fig. 1) y est adapté et sert à conduire la matière à injection.

L'armature supérieure (8, fig. 1) s'enlève à volonté, de façon à permettre l'introduction des liquides injectables. Elle doit fermer hermétiquement, et pour cela, elle se visse sur une bague fixée au manchon.

Deux robinets (3, 4, fig. 1) sont placés sur les parties latérales du couvercle; nous verrons plus loin leur usage.

Compresseur (B, fig. 1).

Ce n'est autre chose qu'une poire en caoutchouc, munie de deux soupapes (6, 7 fig. 1), s'ouvrant dans le même sens : une à chaque extrémité. Un tube en caoutchouc, à droite et à gauche, la met en communication, par les robinets, avec le récipient.

Manomètre (C, fig. 1).

Il repose sur le centre du couvercle, et peut être mis en communication avec le récipient, à l'aide d'un orifice que présente l'armature. Un robinet (5, fig. 1) permet d'établir ou d'interrompre cette communication.

La figure 2 représente, en grandeur naturelle, le détail de ce manomètre.

Il se compose d'une cuvette en fer, à moitié remplie de mercure (2, fig. 2); c'est la cuvette manométrique. Celle-ci s'adapte par une vis PEIGNÉE à la pièce sus-jacente.

Un tube d'un diamètre (3. fig. 2) vient plonger dans le mercure, en traversant un bouchon qui ferme la partie supérieure de la cuvette. On a dès lors un manomètre.

Pour le fixer hermétiquement sur le couvercle du récipient, on a adapté à la cuvette un renflement métallique (4, fig. 2) qui s'ajuste parfaitement sur une cavité correspondante que présente l'appendice du couvercle (C, fig. 1). Une virole à bague, en se vissant, maintient alors le manomètre parfaitement appliqué.

On a ainsi un tube manométrique à air libre qui donne très-exactement la mesure des plus faibles pressions. Il a environ 20 centimètres de hauteur, et ces dimensions sont plus que suffisantes pour les injections histologiques. Mais prévoyant le cas où, en anatomie macroscopique, on voudrait avoir recours à de plus fortes pressions pour hydrotomiser des cadavres, œdématier des parties qu'on voudrait durcir en cet état, par un artifice des plus simples, j'ai fait qu'on pût transformer à volonté le manomètre à air libre en manomètre à air comprimé. Pour cela, il suffit d'adapter à la partie supérieure du tube manométrique un système représenté fig. 3.

On voit que la pièce B (fig. 3) en forme de bouton munie d'un pas de vis et présentant un petit tampon de caoutchouc à sa partie inférieure (1, B, fig. 3), peut s'introduire dans la pièce A (fig. 3) qui est taraudée extérieurement. Il en résulte qu'on peut, en la vissant, fermer complètement l'orifice supérieur du tube. Le manomètre est alors à air comprimé. Une petite ouverture latérale sur la pièce A (2, fig. 3) fait que le manomètre devient à air libre lorsqu'on dévisse le bouchon d'un tour sans être obligé de l'enlever complètement. Il est clair que deux graduations doivent s'appliquer au tube, l'une en centimètres, etc., l'autre suivant la loi de Mariotte.

Maintenant que les diverses parties de l'appareil nous sont connues, comment allons-nous en comprendre le fonctionnement? Comment allons-nous obtenir tension et intermittence?

En voyant le compresseur communiquer par ses deux extrémités avec les parties latérales du récipient, on se demande où l'on prendra l'air qu'on doit y introduire pour établir la pression sur les liquides à injecter. La direction des soupapes (6, 7, fig. I) fait voir qu'en comprimant la poire on pousse l'air suivant la direction *ab*, et qu'en la relâchant on aspire suixant la direction *cd*, et qu'ainsi il est impossible d'obtenir une certaine pression. Il nous faut donc une prise d'air à l'extérieur. Il est vrai qu'on pourrait l'avoir en séparant le tube en caoutchouc du robinet (4, fig. I). Une légère modification de ce dernier ne rend pas cette manœuvre nécessaire. En effet, une échancrure a été pratiquée (1, fig. IV) dans le bouchon du robinet, et la figure montre clairement la possibilité d'une prise d'air à l'extérieur suivant la direction des flèches. On peut donc, sans déplacer le tube en caoutchouc, comprimer de l'air dans le récipient; nous avons, dès lors, la tension; comment allons-nous avoir l'intermittence?

Il suffit, pour cela, d'amener le robinet dans la position que représente la fig. V. On établit ainsi la communication entre le compresseur et le récipient. Rappelons-nous qu'il y a déjà dans l'appareil une certaine pression. Si maintenant nous venons à comprimer et relâcher alternativement la poire, nous aurons des variations de pression et, par suite, intermittence.

Le récipient décrit pourrait paraître de petite capacité quand on veut injecter des animaux d'un certain volume; mais on peut l'alimenter facilement et y faire passer d'énormes quantités de solutions : il faut fermer le robinet inférieur (la tension du liquide existe encore dans le tube en caoutchouc, 2, fig. I), enlever le manomètre, et à l'aide d'un entonnoir remplir de nouveau l'appareil; puis le manomètre étant remis en place, la pression étant rétablie, le robinet est alors ouvert, et l'opération continue sans avoir pour ainsi dire subi d'interruption.

S'agit-il d'opérer sur des organes isolément ou sur de très-petits animaux? La forme et la dimension du récipient permettent d'utiliser des quantités minimes de solution.

Telle est la construction (1) et la manœuvre de l'appareil.

Jusqu'ici j'avais été conduit par la théorie; mais si rationnelle qu'elle parût, j'avais besoin que les faits vinssent la confirmer.

(1) L'appareil a été construit par M. Favre, fabricant à Paris.

Convaincu que le succès des injections serait assuré si je parvenais à vaincre certaines difficultés capitales, j'ai fait mes expériences dans les conditions les plus défavorables.

Ainsi je n'ai jamais employé que les injections, dites à chaud, faites avec la colle ; omettant à dessein des injections qu'on sait être beaucoup plus pénétrantes, et dites solutions à froid.

La rigidité cadavérique, la coagulation du sang dans les vaisseaux sont considérées comme des inconvénients s'opposant souvent à toute réussite.

J'ai choisi, chez le chat, l'intestin à l'état cadavérique, et comme il est extrêmement musculeux, on le trouve contracté, dur, cordiforme; or, l'injection a rempli toutes les villosités. J'ai obtenu des résultats non moins complets sur des intestins d'enfant, sur des reins volumineux et très-congestionnés : et pour ces cas il n'a pas été nécessaire, comme on le conseille, de faire passer préalablement une colonne d'eau dans les vaisseaux.

Tous les essais n'étaient pas terminés que déjà l'on pouvait voir avec quelle puissance de pénétration l'appareil poussait les liquides dans les plus fins capillaires. Après de nombreuses expériences, je me suis enfin placé dans les conditions recommandées par les histologistes.

On prend un animal, on le tue par hémorrhagie, et pendant qu'il est encore chaud, on pousse l'injection qui pénètre alors beaucoup plus facilement.

C'est ainsi que j'ai procédé sur des chiens et des lapins, toutefois en conservant encore la colle. La canule fu placée soit dans la carotide, soit dans une artère de membre; et bientôt après, tout le système vasculaire fut pénétré : l'intestin, le foie, la rate, les reins, le cerveau, la

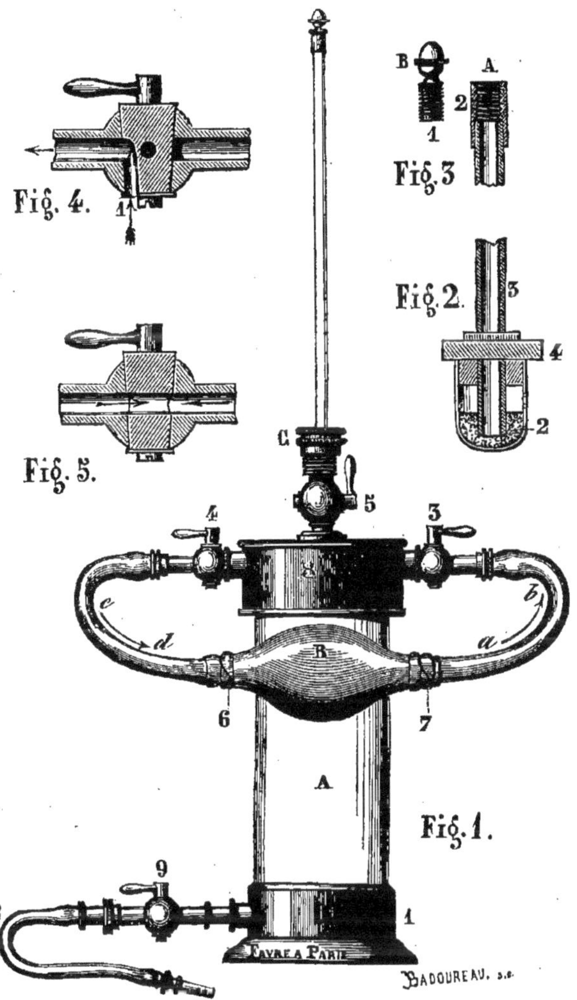

FIG. 1. — Appareil réduit au tiers.

A. Récipient. — B. Compresseur. — C. Manomètre.

1. Armature inférieure. — 2. Tube en caoutchouc portant les canules. — 3. Robinet simple. — 4. Robinet à double effet. — 5. Robinet simple. — 6, 7. Direction des soupapes. — 8. Armature supérieure. — 9. Robinet simple.

ab, *cd*. Flèches indiquant la direction du courant d'air.

FIG. 2. — Cuvette manométrique en grandeur naturelle.

1. Mercure. — 2. Tube manométrique. — 3. Renflement métallique; bourrelet circulaire.

FIG. 3. — Bouton, avec pas de vis.

2. Est un petit tampon en liége.

A. Virole creuse et taraudée extérieurement fixée à la partie supérieure du tube manométrique.

2. Petite ouverture dans la virole.

FIG. 4. — Robinet à double effet en grandeur naturelle, montrant la possibilité d'une prise d'air suivant la direction des flèches.

2. Echancrure dans le bouton du robinet.

FIG. 5.—Le même robinet, dont la clef a été tournée d'un quart de tour, et montrant, suivant la direction des flèches, la possibilité d'entrée et de sortie de l'air.

moelle épinière étaient complètement injectés. Les préparations que j'ai présentées à la Société de biologie en sont le résultat.

Dans les cas où l'on voudrait conserver ou durcir des pièces anatomiques, DES ANIMAUX ENTIERS OU DES CADAVRES, on obtiendra tel effet qu'on désire en variant suivant les indications les liquides à injecter.

Une boîte métallique sert à contenir l'appareil, elle peut servir en même temps, pour les solutions à la colle, à contenir l'eau chaude dans laquelle on fait baigner l'instrument et les pièces anatomiques. Elle s'ouvre à charnière, sur le côté; le couvercle et le fond sont d'égale hauteur, de telle sorte qu'en l'ouvrant on a deux boîtes égales, se touchant par une de leurs parois.

Deux ouvertures, une dans chaque paroi, permettent d'établir une communication entre ces deux compartiments.

Une vis *creuse* passe dans les ouvertures, elle est munie d'une tête portant un bourrelet de cuir ou de liége. La tête vient s'appliquer au pourtour de l'ouverture et ferme la boîte de ce côté. De l'autre même système de fermeture : une bague avec tête et bourrelet souple vient, en se vissant sur la première pièce, boucher l'autre orifice. On a donc ainsi deux compartiments qui peuvent servir, l'un à contenir l'appareil, l'autre la pièce à injecter, et la vis creuse permet le passage du tube et des canules.

Dans des appareils construits, les robinets en communication avec le compresseur portent, gravées sur la clef l'un (3, fig. I), la lettre A, l'autre la lettre B (4, fig. I).

Le robinet B porte sur chaque partie latérale les lettres T, R.

F[illegible] eux mots expliquer la ma-
nœu[illegible] ec ces indices on pe[illegible]

Le[illegible] vre de l'instrument[illegible] t, lo[illegible] sque la clef du robinet B est tourn[illegible] robinet [illegible] T, [illegible] con[illegible] mant la poire on produit la pression da[illegible] le récipient. — Quand la clef est mise dans l'axe du tube, on produit l'intermittence; quand elle est tournée en R, la pression disparaît.

Dans toutes les figures le système vasculaire afférent est injecté en rouge, et le système efférent en bleu.

Figure 1. — La préparation est vue à un grossissement de 64 diamètres.

a, a, a. Villosités en communication directe avec un gros tronc veineux.

b, b, b, c, c. Divers modes de communication des villosités avec les troncs veineux.

d, d, d. Réseaux veineux venant de la couche musculaire, et par quelques ramuscules venant aussi de la couche glandulaire.

Figure 2. — Vue à un grossissement de 110 diamètres.

a. Artère.

b, b. Disposition des capillaires en arcades.

c, c. Capillaires communiquant avec les vaisseaux des villosités voisines.

d. d. Capillaires venant du réseau glandulaire.

e. Vaisseau venant directement d'une artériole voisine.

Figure 3. — Avec un grossissement de 170 diamètres.

L'artère et la veine sont au centre. On voit à la périphérie la coupe des capillaires.

Paris. A. Parent, imprimeur de la Faculté de Médecine, rue M.-le-Prince, 31.

www.ingramcontent.com/pod-product-compliance
Ingram Content Group UK Ltd.
Pitfield, Milton Keynes, MK11 3LW, UK
UKHW021020200726
13857UKWH00004B/1499